SYPHILIS

ET

BLENNORRHAGIE

MÉMOIRE

Présenté à la Société de Médecine Pratique de Paris

PAR

LE Dʳ FRÉNOY

MÉDECIN CONSULTANT A AIX-LES-BAINS, MEMBRE DE LA SOCIÉTÉ
DE MÉDECINE PRATIQUE, DE LA SOCIÉTÉ MÉDICALE DE SAVOIE,
DE LA SOCIÉTÉ POLYMATHIQUE DU MORBIHAN.
Chevalier de la Légion d'Honneur.

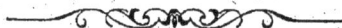

AIX-LES-BAINS

TYPOGRAPHIE ET LITHOGRAPHIE ANATOLE GÉRENTE
RUE HENRY MURGER

1877

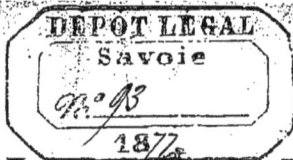

SYPHILIS

ET

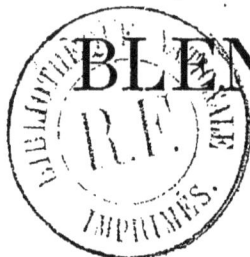

BLENNORRHAGIE

—

MÉMOIRE

Présenté à la Société de Médecine Pratique de Paris

PAR

LE Dr FRÉNOY

MÉDECIN CONSULTANT A AIX-LES-BAINS, MEMBRE DE LA SOCIÉTÉ
DE MÉDECINE PRATIQUE, DE LA SOCIÉTÉ MÉDICALE DE SAVOIE,
DE LA SOCIÉTÉ POLYMATHIQUE DU MORBIHAN.
Chevalier de la Légion d'Honneur.

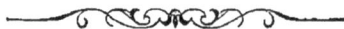

AIX-LES-BAINS

TYPOGRAPHIE ET LITHOGRAPHIE ANATOLE GÉRENTE

RUE HENRY MURGER

—

1877

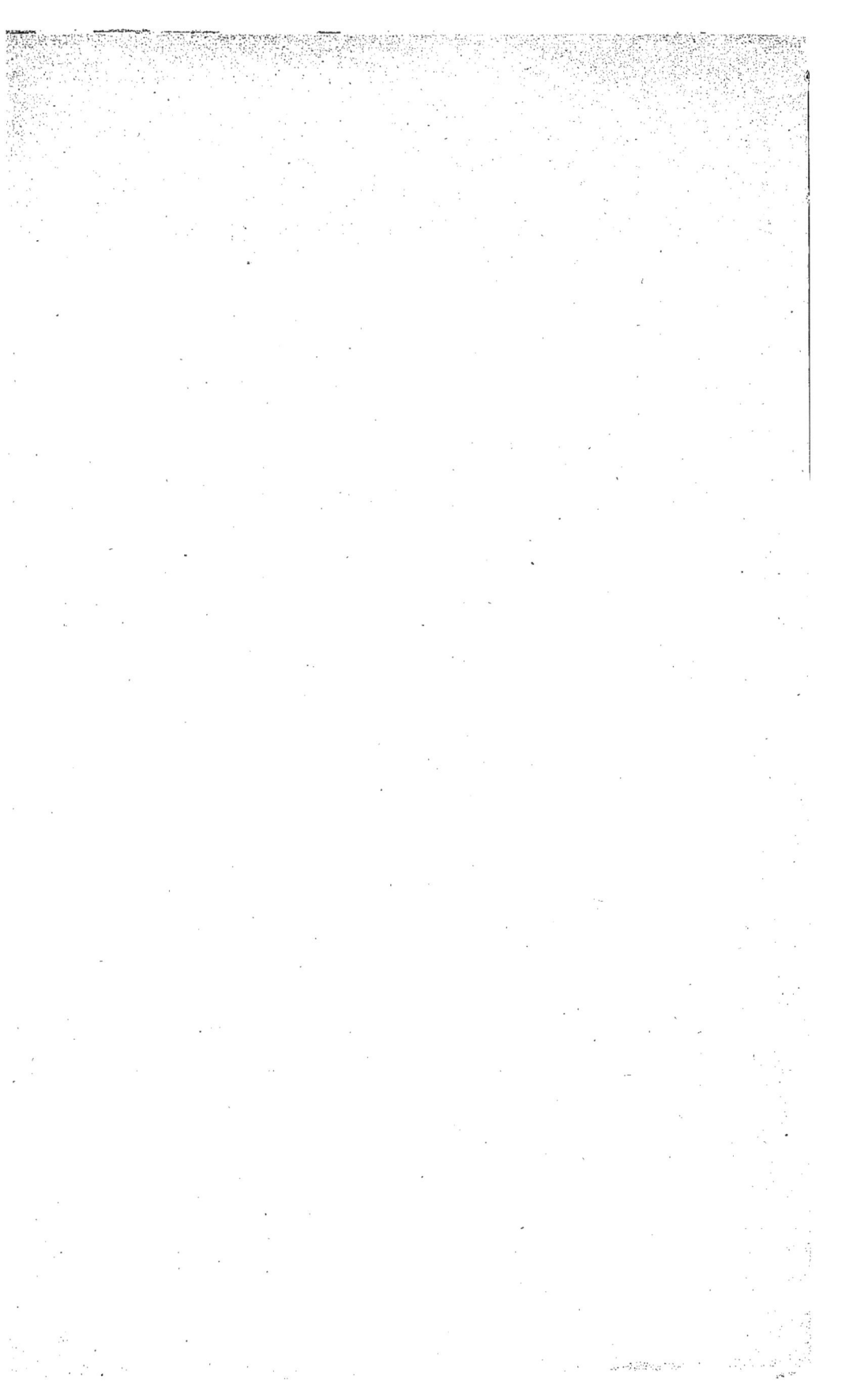

SYPHILIS ET BLENNORRHAGIE

En consultant d'anciennes notes prises sur les théories du regretté professeur Kuss, la pensée m'est venue d'en extraire quelques-unes et de les présenter sous une forme conçise. Ces idées sont peu connues dans le corps médical français : elles sont presque familières en Allemagne, en Russie, dans les pays que nous appelions d'outre Rhin, il y a quelques années.

Les opinions de Küss sur la syphilis n'ont eu qu'un tort : celui d'être développées dans un foyer trop restreint :

Je ne me dissimule pas qu'en heurtant, comme elles le font les théories en crédit, elles eussent probablement soulevé une discussion passionnée. Bien évidemment, si elles avaient été professées par le maître devant un auditoire nombreux comme celui de Paris, et comme lui, susceptible d'ardentes admirations, il n'est pas douteux que la lutte eût été vive, et, en tout cas, féconde au point de vue de la science ! D'un autre côté Küss n'était réellement éloquent (si l'on peut appeler éloquence la façon posée et refléchie de dire qui lui était propre ?) Küss, dis-je, ne parlait volontiers que devant un petit nombre d'auditeurs. Dans sa bonhommie si profondément honnête et si sincèrement droite, il s'imaginait causer devant un cercle plutôt d'amis que de disciples.

Quoi qu'il en soit, profitons de ce qu'il a laissé :

Je ne veux ici ni faire un traité de la syphilis, ni même présenter un exposé complet. Je n'insisterai spécialement que sur quelques points sujets à discussion.

Et d'abord, dans quelle classe peut être rangée la syphilis ? Küss n'en parlait pas. La nature inconnue de son principe, de son virus, si l'ont tient à ce mot, nous laisse à cet égard le champ libre. Il me paraît rationnel de la ranger dans les dermatoses.

Comme plusieurs d'entre elles, c'est une maladie constitutionnelle, en ce sens : que ces manifestations viennent indistinctement apparaître en divers points de la périphérie suivant certaines causes externes; que ses accidents (ainsi qu'on les dénomme ordinairement), apparaissent à des périodes fixes comme nombre, mais indéterminées comme intervalle; et qu'enfin ses localisations sont parfaitement définies pour chacune de ces périodes.

Elle est constitutionnelle comme la scrofule, comme l'arthritis. Sa cause intime nous échappe encore : mais nous est-elle plus connue pour l'arthritis ou l'herpétis ?

Assez longtemps la science s'est occupée au point de vue thérapeutique surtout, du développement de la syphilis chez l'homme; et la différence de traitement entre celle-ci et la blennorrhagie n'a pas peu contribué, je crois, à l'adoption de cette doctrine des deux virus qui a causé tant de luttes plus oratoires que scientifiques.

Avec Küss, je veux réagir contre ce dualisme : et, pour ce faire, j'insisterai surtout sur l'évolution générale de la maladie chez la femme.

En général, la syphilis commence par un chancre : c'est l'A. B. C. enseigné à tous. Pour Küss, le chancre vrai est très-rare. Son mécanisme est le suivant :

Sous la cause spécifique, au contact même du principe contagieux, il se forme dans la couche cornée de l'épiderme, une accumulation assez grande de lymphe, d'où ramollissement de la couche de Malpighi : Lymphorrhagie.

Une vésicule s'élève pleine d'un liquide qui, d'abord transparent, devient bientôt opaque puis purulent. La pustule se déchire et met à nu, au fond de bords taillés à pic, une surface grisâtre ramollie. C'est là le chancre type : en fait, *c'est une couenne du tégument*.

Chez la femme, la période initiale ou plutôt l'accident de début, est rarement un chancre, plus souvent un ou plusieurs tubercules plats.

Sans entrer ici dans la discussion de la question d'induration du chancre comme caractéristique de l'accident infectant, on peut affirmer que Küss n'admettait pas cette condition comme *sine quâ non* de la spécificité.

Quel que soit donc le début, la syphilis est à l'état naissant : suivons-là !

Les accidents primaires, secondaires, tertiaires et quaternaires peuvent se résumer en deux sortes de manifestations ; les premières, superficielles, épidermiques ; les secondes, profondes, dermiques ou du tissu conjonctif.

Dans ces dernières, viennent se ranger les accidents à longue portée qui affectent : soit le tissu osseux sous forme d'exostoses, soit les organes parenchymateux sous forme de gommes (1).

Telles sont les grandes divisions. Pour notre sujet, nous n'examinerons que les phénomènes qui ont leur siége dans ces derniers organes.

En l'absence même d'autres manifestations, on ne saurait nier que l'engorgement du système glandulaire est un symptôme typique et une quasi-preuve de l'existence de la syphilis chez le sujet observé.

Parmi les glandes les plus fréquemment prises, on doit citer celles de la région inguino-crurale, de la région cervicale profonde. Plus spécialement, chez la femme, l'une d'elles, située à l'entrée du vagin, la glande de Bartholin, est le siége d'une inflammation qui suit les périodes de toute inflammation (congestion, écoulement catarrhal, puis suppuration) avec une rapidité qui la rend d'une observation très difficile. Le petit volume de cet appareil secréteur, l'exiguité de son conduit ne permettent qu'à des intervalles très éloignés, de faire saillir avec le doigt une gouttelette de pus.

---

(1) Ici, pour être complet, il faut ajouter le système lymphatique (adénomes syphilitiques).

La bartholinite , suivant Küss, dépendant de la syphilis, est la seule vraie cause de la blennorrhagie chez l'homme. Et, par ce nom de blennorrhagie, j'entends la blennorrhagie première, spécifique, et non pas ces inflammations uréthrales dues à une sorte de traumastisme, soit au cathétérisme, soit à des excès de coït, soit enfin à des relations sexuelles avec une femme atteinte d'écoulement sanieux ordinairement leuccorrhéiques. Ces dernières (Küss les appelait blennorrhagies secondes), ne sont que des uréthrites, ainsi que le démontrerait la seule preuve possible, la mise en contact avec le globe oculaire du pus fourni par l'écoulement !

Il ne niait pas complètement la blennorrhagie chez la femme ; mais il la déclarait impossible en tant qu'uréthrite spécifique et même excessivement rare en tant qu'écoulement purulent du canal uréthral.

En effet, on admet généralement sous ce nom plutôt des accidents d'ordre inflammatoire simple, vaginite simple aiguë (très-rare), vaginite consécutive à des écoulements sanieux de l'utérus, ulcération du col utérin, flueurs blanches.

Toutes ces causes ne sauraient communiquer à l'homme une blennorrhagie spécifique ; peut-être peuvent-elles produire de ces légères inflammations simples de l'urèthre qu'on nomme vulgairement échauffements : mais jamais, à coup sûr, une véritable chaude-pisse, dont la spécificité pourrait être constatée comme je l'ai dit plus haut, c'est-à-dire par contagion immédiate (ophthalmie blennorrhagique).

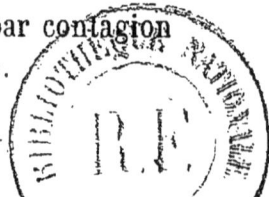

Comme analogue de la bartholinite, il admettait l'inflammation des glandes de Cooper chez l'homme. Ces glandes présentent en effet des caractères d'inflammation identiques.

Pour Küss, les femmes qui présentent une bartholinite sont seules aptes à communiquer à l'homme la blennorrhagie véritable. Cette affection, chez elles, prouvent qu'elles sont atteintes de syphilis secondaire : un examen sérieux convaincra le médecin. Elle coïncide généralement avec des tubercules plats de la région périnéale ou anale. Quelquefois elle présente des complications d'inflammation des tissus voisins, soit cellulaires, soit périglandulaires, qui peuvent s'abcéder.

La bartholinite qui ne se rencontre que chez les femmes syphilitiques, ne se déclare généralement que plusieurs semaines après la contagion. Elle est excessivement fugace, grâce à l'évolution rapide des périodes inflammatoires. En effet, elle passe le plus souvent par ces périodes en trois ou quatre jours au plus, pour récidiver à des intervalles indéterminés tant que la syphilis n'est pas guérie. Aussi est-elle d'une observation très difficile ! Et cela explique les résultats trop souvent négatifs d'examens médicaux provoqués par la dénonciation de sujets contaminés. Si le coït infectant a eu lieu le troisième jour de la période évolutive, il a pu enlever la dernière gouttelette de pus, par conséquent la dernière preuve : et le médecin se trouve dans l'impossibilité absolue de constater. En somme, dernière expression de la *nature* syphilitique chez la femme, la bartholinite communique à l'homme une blennorrhagie d'*origine* syphilitique ; mais ce n'est qu'une forme sans descendance possible. Le pus de la glande de Bartholin est identique, micrographiquement parlant, avec celui de l'uréthrite spécifique de l'homme ; et cependant celui-ci ne saurait reproduire chez la femme un accident analogue. Et, à ce sujet, Küss se livra à des expériences probantes qu'il déclarait parfaitement inoffensives, en se basant sur celle-ci qui lui était propre.

« *Ayant sur lui-même, en diverses circonstances, re-*
« *couvert des plaies avec du pus de blennorrhagie*
« *aiguë, il avait toujours vu cette matière se comporter*
« *comme un corps gras (du cérat par exemple) et les*
« *plaies guérir et se fermer aussi facilement qu'avec*
« *celui-ci.* »

Ses expériences consistaient en ceci :

Du pus de blennorrhagie aiguë, pris le matin même sur la verge de soldats malades en pleine période d'acuité, fut mis immédiatement devant nous, sous forme de tampons de charpie (imbibés et gonflés de ce liquide comme des éponges) dans le vagin de femmes, généralement leucorrhéiques, guéries et maintenues à l'hôpital pour cet essai. Ce pansement (car, pour elles, c'était un pansement !) fut maintenu de 7 à 16 heures en contact avec le museau de tanche sans que jamais un seul fait soit venu prouver la nocuité de pareil procédé.

Toutefois, si, chez l'homme, la maladie a cessé d'être contagieuse pour la femme, elle ne cesse pas pour cela

de présenter des caractères qui sont propres à la
syphilis; tels que cette propriété de pouvoir se répandre
dans tout l'organisme et de passer de la couche épithé-
liale au terme cellulaire : ce qui donne l'explication
de l'épididymite, du rhumatisme articulaire blennorrhagique. Chez la femme, au contraire, rien de plus
rare ; MM. Rollet, Diday, avouent n'en avoir rencontré
aucun cas. Seuls, MM. Ricord, Richet, Cullerier, en
citent des exemples rares (Piton, Thèse, Paris, 1868) ;
ces rares arthrites n'étaient-elles pas syphilitiques ?

Il n'entre pas dans mon dessein, à moi disciple de
Küss et fervent admirateur de ce savant trop peu
connu, de discuter cette théorie, quelque hypothétique
qu'elle puisse paraître à plusieurs ! J'en présente un
exposé succinct qui est à la fois son œuvre et la base
de mes opinions personnelles jusqu'à preuve palpable
du contraire. Plusieurs de ses élèves ont développé ces
idées : on consultera à cet égard, avec fruit, les thèses
de MM. les docteurs Foch, Badal et Raymond (Stras-
bourg, 1863-1864).

Il m'est permis de discuter en revanche plusieurs
points du traitement ; en ce sens qu'il interprétait
mal, à mon avis, certains phénomènes d'action médi-
dicamenteuse.

Avec lui, j'admets que le mercure est l'antidote
naturel des manifestations superficielles, épidermiques ; et que l'iodure de potassium ne s'adresse qu'aux
accidents dont le tissu conjontif est le siége, en
étendant toutefois son action aux gommes et aux
exostoses. Ces deux médicaments devront être com-

binés pour les cas où les accidents d'ordre superficiel se compliquent d'accidents d'ordre profond comme dans certains tubercules où, évidemment, le derme est atteint en même temps que l'épiderme. N'y a-t-il pas même des cas de tumeurs gommeuses où l'iode est insuffisant? Ce qui tendrait à faire croire que toute manifestation qui intéresse à un titre quelconque le tissu cellulaire est justifiable du mercure!

Küss ajoutait que la curation des accidents syphiliti-ques devait être entreprise seulement lors de l'appa-rition de ces accidents. « Vous ne pouvez en rien pré- « venir, disait-il, en rien vous ne pouvez modifier la « marche de la maladie! » L'affection et la lésion ne peuvent être atteintes par le médicament que lors-qu'elles existent. On ne peut qu'abréger la durée et amener la guérison de la manifestation actuelle, mais sans préjuger l'avenir.

Il émettait, comme conséquence de ce principe, la déduction doctrinale suivante dont je ne puis admettre toutes les conclusions. Pour lui, étant donnée une manifestation justiciable du mercure ou de l'iode, mieux vaut de suite administrer le médicament à aussi haute dose que possible, afin d'abréger la période de traitement, et, par conséquent, de débilitation consé-cutive pour l'organisme du sujet. Ainsi il donnait le mercure jusqu'à salivation et l'iode jusqu'à l'acné iodique, c'est-à-dire, pour lui, jusqu'à la saturation ou l'intoxication de l'économie. J'ai vu ainsi un syphili-tique absorber en 48 heures, 32 grammes d'iodure de potassium : en effet la lésion cutanée disparut au bout de ce temps!

Ce principe de chercher à débarrasser promptement le malade de l'accident présent est excellent en lui-même. Il est incontestable que la syphilis, maladie constitutionnelle, a pour effet immédiat d'appauvrir l'organisme du sujet sur lequel elle est implantée et de l'anémier. Il faut donc abréger, s'il est possible, la durée d'un traitement qui est dépressif par lui-même.

Toutefois je crois préférable de fournir à l'organisme attaqué des munitions pour la résistance ; mais, pour cela, un régime tonique, corroborant, doit suffire.

Il y a aussi, pour moi, erreur en ce sens que Küss croyait à la saturation de l'économie par le médicament lors de l'apparition de phénomènes tels que la salivation pour le mercure et l'acné iodique pour l'iodure. Là est le point faible à mon sens : car il n'est nullement démontré que ces accidents soient l'indice de la saturation générale de l'organisme. Comme M. le docteur Vérité, je pense que c'est trop généraliser ! Et je me rallie à la formule que j'emprunte au travail qu'il va publier sous peu. En voici le résumé :

« Une action médicamenteuse peut être l'indice de « la saturation d'un organe par le médicament employé; mais n'est jamais la preuve de la saturation « médicamenteuse de tout l'organisme. » et, pour citer un exemple, ne voit-on pas des individus présenter la roséole copahique après deux ou trois jours d'un traitement même modéré ? Ces accidents dûs aux médicaments, et d'une apparition si hâtive, seraient pour le docteur Vérité, plutôt l'indice d'une élimination locale excessive du médicament! En effet pour continuer notre exemple, cette roséole copahique, si elle était le signe de la réplétion de l'économie, devrait s'accompagner de la preuve chimique ordinaire, c'est-à-dire élimination par les urines! et il n'en est rien.

Cette question nous amènerait à parler des modes d'action et d'administration des agents médicamenteux. Ce serait aborder un sujet trop vaste et dont l'étude est à l'ordre du jour dans plusieurs sociétés savantes. Il intéresse la syphilis a bien plus de titres que d'autres maladies, surtout en ce qui concerne l'action des eaux minérales employées contre les manifestations cutanées trop fréquentes dans la syphilis!

Je n'avais dessein de parler que des idées du professeur Küss dont l'enseignement avait un mérite réel, celui de la persuasion. En toute chose, il faut considérer la fin, a dit un maître en logique. Quel sera le but pratique de cette petite étude? Je le formule dans ces conclusions :

I.— La syphilis doit être rangée dans les dermatoses en général et dans les maladies constitutionnelles en particulier.

II. — Développée chez la femme, elle présente comme expression dernière, une inflammation des glandes de Bartholin.

III. — La bartholinite, excessivement fugace et par là même très difficile à observer, est la seule cause de la blennorrhagie spécifique de l'homme.

IV. — La blennorrhagie chez l'homme est donc d'origine syphilitique ; elle est intransmissible de l'homme à la femme.

V. — En syphiliographie un dernier terme reste à trouver : la cause qui seule permettra la curation rationnelle plus ou moins rapide et complète de la maladie.

Paris, décembre 1876.

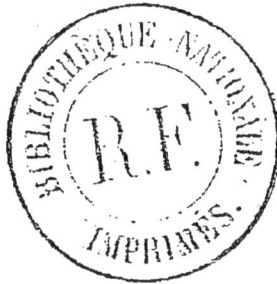

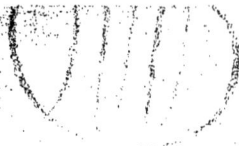

www.ingramcontent.com/pod-product-compliance
Lightning Source LLC
Chambersburg PA
CBHW050440210326
41520CB00019B/6003